生と死を見つめて

在宅訪問医二十五年の思い

―序章―

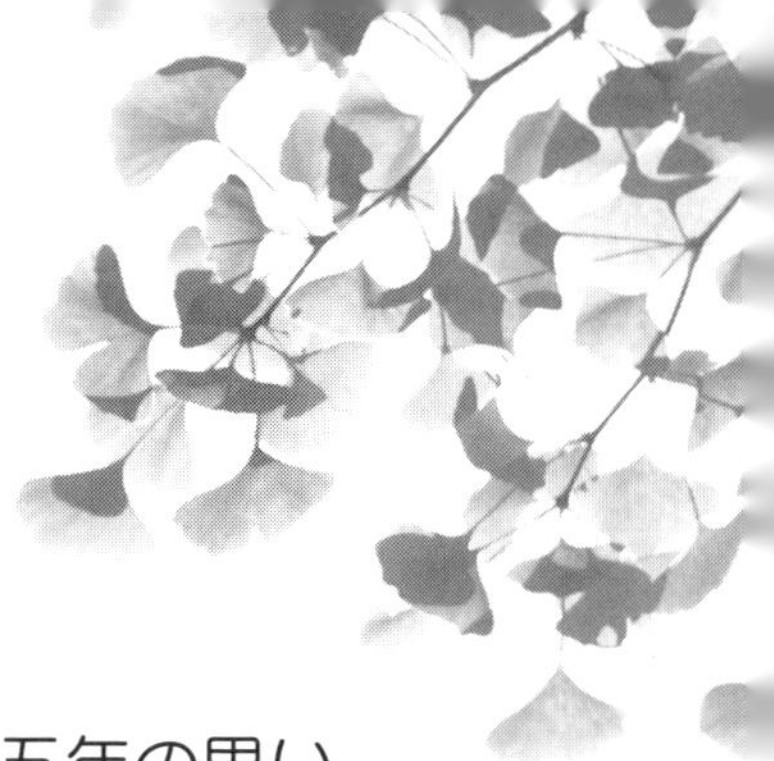

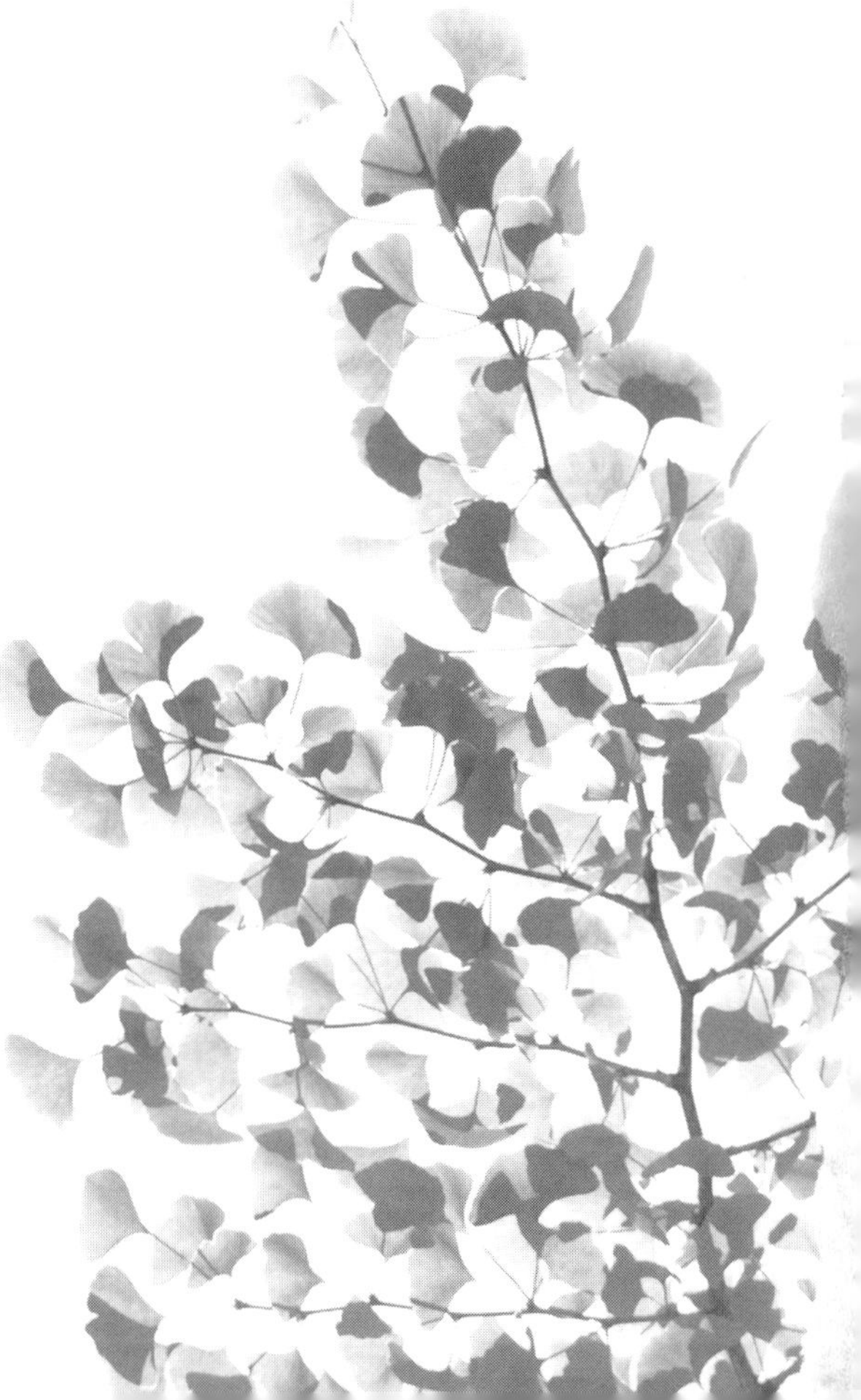

名取　孝
NATORI Takashi

文芸社

はじめに

大学卒業後五十年以上が経過し、人生も終盤になってくると来し方を振り返ることが多くなる。この人生は肯定できるのかどうか、自問自答する。そうした中、特に後半の経験の中で記憶に残る体験を書き残しておきたいと思うようになった。

卒業後二十年弱は基礎の研究生活だったが、研究生活の始めの頃からアルバイトなどを通して臨床の場へは定期的に出ていた。本稿はその時代を通して体験したことも含まれている。

四十五歳で臨床に転向した。その時自分が将来どういう臨床医になるのかを考えなければいけなかったが、現実は厳しかった。実際、大学を辞した時も就職先はすぐには見つからなかった。就活したが路頭に迷った。面接を受けた病院の事情を知るため、すでに大きい病院を開業していた同期生に電話をかけた。電話先で彼に少し怒られたが、私は彼の病院へ招聘された。こうして私の臨床への道は決まった。たまたま彼の病院が高齢者を対象とした病院であったために、高齢者医療への良い糸口となった。

七年間彼の病院で研修させてもらい、平成八年に独立開業した。それから二十五年。臨床体験の中から感慨深い経験を通して、私の思いを綴ってみた。

もくじ

I 「生」と「死」を考える

1　スタートライン

大学を卒業してどこの科へ進もうかと思案していた。昭和四十三年という年は大学闘争が活発な時代であったし、それに付随して無給インターン制度も廃止になった時でもあった。

私たちの期はインターン廃止元年の年であり、その一年間の研修は自主研修とすることがクラス会で決まっていた。同時に、基礎系の大学院については卒後すぐ進学することが許された。私は自主研修のローテーションに入りつつ、基礎系大学院の一つである病理学教室に入ることにした。それは当時、まだおぼろげなイメージとしてしか病因論の中で存在しなかった免疫学について、「これは将来的に病気のジャンルの中で大きな一部門を形成するに至るのではないか、この分野をもっと勉強したい」と思ったのが動機のひとつであった。

ところが教室に入ってまず直面したのは病理解剖であった。病理解剖室のコンクリート製の台の上に寝かせられていた遺体との対面だった。病理解剖は病気で不幸にも命を落とされた患者さんの死因や病気の進展具合をつぶさに調べる伝統的な作業である。臨床医が治療の効果を含めてその患者さんの経過を総括しうる科学的な根拠となる重要な作業であり、その歴史は古かった。

医学部学生の時、解剖学実習で遺体には接していたが、あの時は長らく保存されていた遺体であったし、(実習のために申し訳ない)という思いはあったが、そこに置かれていたものはまさに〝物〟であった。しかし、病理解剖で解剖するのはまだ温かい遺体、硬直もきていない死後間もない人間であった。そこには、この方が生きていた証しがまだ窺える生々しいものがあった。しかし、現実そこに横たわっているのは遺体という生命のない物体であり、亡き骸であった。私たちはその方の生きていた時代の詳細を知らないまま、最終的に亡き骸となった状態で直面し、ほとんどその方の過ぎし人生に思いを馳せることなく、ただただ機械的な手順に従って皮膚切開をし、肋骨をはずし、臓器を取り出し、重さや形状を記録し、切開面をみて病巣の広がりなどを確認していった。この作業は一七六一年にモルガーニによって確立された、病気の首座となる場所の確定という基本的な事実確認の作業であった。

このように私が最初に直面したのは生との連続性のない亡き骸としての組織の集合体、物体であり、そこには機械的な概念と病因の追求しかなかったと言えよう。したがって「死」という局面には関与せず、もっぱら科学的視野で亡き骸を見つめたに過ぎない。

私が経験した病理解剖の中で唯一「生」との連続性、延長線上での遺体に直面したこと、それは卒業後間もない頃、小児科病棟で研修していた折、担当した白血病の少年の症例だった。ほんの短い期間、一週間くらいだったと思うが、主治医について彼を診ていた。

翌年、私が病理学教室に入って間もない頃のある日、病理解剖の台に載せられていたのはまさしく彼だった。小さい遺体が台に載せられていた。生前の彼の姿が咄嗟に目の前に浮かび、変わり果てた彼の姿に、（なんということだ）と思った。そこで初めて人は「死」ぬ、ということを思い知らされた。どうして死ななくてはいけないのか、とも思った。

「生」と連続性の果ての「死」に遭遇した初めての体験だった。「死」とはどういうことか、を考える序章となった。しかし、私の長い医師としての体験の中では、「死」はやはり遺体であり、組織、臓器の集合体としての物体である、という認識が深い。それは、まずこの時代に刷り込まれてしまったのだと思う。

2 「生」から「死」へ

長い研究生活を終え、臨床に転向して間もない頃、受け持っていた患者さんに急変が起きた。看護師や医師が代わる代わる心臓マッサージと人工呼吸をした。家族がみえるまで、という皆の思いでベッドに上がり患者さんに馬乗りになって心臓マッサージをした。どれだけ時間が経ったか定かでないが、しばらくして診ていた院長が「もういい」と指示を出した。皆、静かに手を止めた。それからしばらくモニターには心拍のスパイクが現れていたが、やがて平坦化していった。それを皆で見守った。院長が「もういい」と言ったのは、私には「もうこれ以上してはいけない」という風に聞こえた。

死の瞬間が間近にせまった時、そこには他人が手を出してはいけない厳かな領域があると感じた。自然の摂理があって、西洋風に言えば天に召される瞬間は人為的であってはならないし、厳かな神々しいものであるとその時思ったものだった。それはあの往年の名画、「汚れなき悪戯」のマルセリーノ少年が修道院の天井裏で神々しく天に召された、あの場面を想起させるものだった。

「生」から「死」への過程は恐れ多いほど神秘的なものである。それはもともと「生」が神秘的であるし、その終焉はさらに神秘的な現象であるに違いない。この瞬間を越えてしまうと、もうそこには物体しか残らない。あまりにも大きな激変に人間は太古の昔から慄いてきた。では、「生きていること」とはどういうことだろうか？　改めて考えてみたい。

生きていること

広く言えば人間は生物の一員であるし、動く個体なので動物である。でも植物と同じように細胞から成り、組織を形成し、やがて動物は臓器を形成しその有機的集合体として個体ができている。一つの受精卵が分裂し多くの細胞になり、やがてそれぞれの臓器に分化していく過程は、まことに神秘と言えるほど見事な連続的出来事である。しかし、ｉＰＳ細胞が発見されたとは言え、この過程がすべて解明されたわけではない。

この過程がどうなっているのか、私も大学院生時代に疑問に思って探ってみたが、それはまだ、まったく未知の領域だった。やがて全過程が明らかにされる時代はくるとは思うが、それで人間が作れるかというと、それは疑問である。「生」の神秘はこの発生過程の神秘にあると思う。一つの受精卵から一個の動物が生まれるまでの過程は人間を含むすべての動物において神秘である。一つの受精卵が成立する過程でさえ恐ろしく偶然の神秘である。ここを機械論的に考えるのは恐れ多いことだし、人間としては傲慢なことかもしれない。少なくとも我々の時代は。

生命の誕生は、このとてつもなく複雑な巧妙なプロセスを経て現実化する。だから生命は尊いのだし、人間の命だけでなくすべての命は尊いのだと思う。

生物学的に言えば、「生きている」のは、細胞が酸素・栄養を取り込んで（同化作用）老廃物を排泄する（異化作用）過程のバランスがとれることで成り立っている。どちらが過剰になっても細胞は生きていけない。原理的に言えばこれが基本だ。酸素や栄養を取り込むために血液が必要になり、それを全身に送る心臓や肺が必要になった。これらのどれが欠けても細胞は死に至る。

だから、「生きていること」とは「細胞レベルで生きていること」であり、細胞の死で少なくとも組織の一部が死ぬことになる。でもそれがすぐ個体の死に結びつくわけではない。組織の一部の死は壊死と言われ、あくまでも一部だ。その壊死部分は生体の巧妙な仕組みによって日々修復されるよう仕組まれている。だが、もっと広範囲になれば臓器の死になる。そうすると致命的になる場合が生じてくる。

我々が生きているのは日々この細胞レベルでの「生」と「死」の相克を経てのことであり、それ自体が奇跡的である。人間にはいろいろなシステムが備わっており、非自己の外敵（細菌やウイルスなど）が進入してくれば、防衛隊ならぬ広汎な免疫システムが稼動し始める。その見事さは警察や自衛隊の比ではない。常にきめ細かい監視体制が整っているし、一度発動の命が降れば整然と各種白血球やリンパ球が活発に活動を始める。やがて敵に対する的確な特殊攻撃部隊が形成され稼動する。そのシステムの緻密さ、巧妙さは驚くばかりである。そうして多くの外敵から人間は逃れ、打ち勝ち、永い歴史を生き抜き、生存してきた。

死ぬとどうなるのか？

それでも人間はやがて死を迎える。どの人にも平等に死はやってくる。いったいそれは何か？　どういうことなのか？　どうして死に至るのか？　生まれてくること、生きることが不思議であると同時に、死に至ることも不思議で神秘である。だが、生物学的に死を説明できないわけではない。

生物の死、とりわけ動物の死は医学的に言えば、心臓と肺が機能停止することに由来する。心肺が機能停止すれば血液が循環しなくなり、末端組織の酸素供給が停止する。それは即ち、細胞の同化作用・異化作用が止まることを意味している。酸素供給が止まれば直ちに細胞は死ぬわけではないが、最も敏感な脳神経細胞は数分以内に死んでいく。脳が死ねば必然的に個体は死んでいく。これが一般的な死だ。心肺停止と脳死を確認することが死の判定になっている。でも中には例外もある。心肺停止状態でも脳死には至ってないケース。人工心肺で機能を代行すれば短時間なら可能である。また、逆に脳死状態なのに心肺停止には至っていない場合もある。生命維持の中枢のみが残存していれば個体は生きる。植物人間的ではあるが……。とは言え、一般的には心肺が停止すればそれが死である。その時点で個体のすべての機能は停止へと向かう。ここが「生」と「死」の境だ。ただ、組織や臓器は死に至るまで若干時間的余裕がある。心肺停止後、早い時間に臓器を取り出し特殊な生理的環境に移せば数時間は生きる。その時間差を利用して臓器移植を行い、臓器は生き続けることができる。個体は死を迎えても臓器は生き続けることができるわけである。それをどう考えるべきか？ その人は生きているのか？

さらに、最近の医学研究の輝かしい成果としてiPS細胞の人為的作製がある。iPS細胞は原理的にはあらゆる細胞に分化可能な細胞であるから、飛躍、極論すれば人の再生、コピー作製ができることになる。これはさすがに由々しき問題だが、現実はそんなことには将来的にもならないだろう。いまiPS細胞から機能分化した細胞集団を作ることはできているが、組織には至っていない。組織ができたとしても臓器への道はさらに遠い。諸臓器から個体形成までは、ほとんどSFの世界の話と思う。

どんなことをしても個体の「死」は死である。細胞の死から組織、臓器のシステム連携が崩壊し、死に至ることは人間のみならず生物全般的な現象である。

「生」から「死」へ

話を元に戻そう。私が論点にしているのは「生」から「死」への瞬間である。「生」と連続性の過程での「死」をどうとらえるか、ということである。死は恐怖か？　恐ろしい、怖いことか？　死んだらどうなるのか？　どこへ行くのか？　疑問は尽きない。

前項でみてきたように「死」は生物学的には細胞死であり、組織死であり、臓器死であり、最終的に個体死である。しかし、人間の死は生物学的「死」では説明しきれない大きな「死」がある。それは「人格」の「死」である。その人が生前生きてきた精神的歩み、作り上げてきた家庭、精神的歴史、個人史がそこで途絶えることになる。それらの足跡がそれ以上構築されないことになる。

一人の人間が生きてきた証し、その生き様は一人ひとり程度の差はあれ、各自大きな世界を形成している。周りの人はその関わりの中で共に生きてきたのであり、その世界の途絶は計り知れない精神的衝撃を周りの人々に与える。

無名の一市井人であろうが、名を馳せた有名人であろうが、人が生きてきた世界はそれぞれに大きい。生きてきたこと自体に意味があり、尊い。だからそれを失った時、周りの人は深い悲しみに陥る。生物学的「死」とともに訪れる人格の「死」は信じがたいものであり、受け入れがたいものである。

私が経験した悲しい一例をこの項の終わりに書いておこう。

その人には、私がある施設で定期的訪問診療をすることになった時に会った。七十五歳男性、ホームレス生活をしていたが、人に勧められ役所に相談し、施設に入所することになった。元々身寄りはなかったようで、ご両親はすでに他界されておらず、以前より音信不通だったとのこと。兄弟はおらず、連れ合いもいない。もちろん子供もいない。人生を孤独に過ごしてきた。晩年になって施設の人に初めて人間らしい扱いを受けたという。この人が若い時どういう仕事をしていたかなど、これまでの経歴を知る人はいなかった。

ある時、突然倒れ、脳外科に救急搬送されてそのまま亡くなった。葬儀を取り仕切る人すらいない。施設の人が家族葬用の小さい葬儀場を借り、病院から帰ってきた棺はそこに安置された。私は線香をあげにそこに立ち寄ったが、十六畳くらいの部屋の奥に小さい祭壇と棺が置かれていた。私はあまりの寂しさに涙をこらえ切れず嗚咽しそうになった。すぐ枕花を手配しやっと祭壇らしくなった。人間の「死」としてあまりにも侘しいものであった。

その人にも人生があり、その人を取り巻く世界があったに違いないが最期は一人、ポツンと祭壇らしき台の上に置かれた。この人の「死」はもっと人間らしく葬られるべきだ、と私は思った。

生物学的な死を伴わないで人格だけが崩壊していく事例が、高齢化に伴って最近大きな問題となっている。認知症である。認知症の人は身体的にはあまり問題がないケースが多い。

精神的崩壊のみが進んでいく。これも悲しいことである。その人の心身ともに元気だった時代を知る家族や知人はその変わりように驚愕する。そこには精神的に元気な頃のその人はもういない。連れ合いが会いに行っても、子供が行ってもそれが誰だか分からなくなってしまう。私はこれを精神的「死」だと思っている。かつてのその人らしい、すばらしい人格は失われていくのだ。

私は自分の母が認知症になり、徐々に進行していくにしたがって本当に無念な思いをした。そこにいるのは母であって母ではなかった。私が知るかつての聡明で賢く優しい母はもういない、死んだ、とその時思ったものだ。

逆に言えば、「生物的死がその人格の死まで奪うか？」と言えば、人間の場合必ずしもそうではない。人格や足跡、その人の世界はその後も生きることはできる。足跡が大きければ大きいほどそれは生き続ける。

私が大学生時代に読んだ『イエス伝』の中に、イエスが墓に葬られた後、墓を見に行ったマグダラのマリアが「イエスはもうそこにはいなかった」と供述している箇所がある。イエスの遺体はなかった。次の瞬間、イエスが傍らに立っていた、という。そして、「まだ天に召される前だからさわってはいけない」と言ったと記されている。復活の物語である。この箇所を読んでどう解釈すべきか長い間考えた。そしてたびたび患者さんの遺体を前にして私はこの場面を想い起こしてきた。賢明なマリアは遺体を見て、それがイエスではないと直感したのだと思う。死の瞬間から物個体となって変わり果てたイエスは、あの輝いた教えと生き様のイエスではないと。と同時に、民衆とともに生き、苦難を背負ってきたイエスはマリアの中に鮮明に生き返った。それを復活と表現したのではないだろうか。

イエスは身体的には「死」んだ。だが、イエスの人格、世界観はその時新たに生まれ変わった、そして永遠に生きることになった。

キリスト教では「死」は「天に召される」と表現する。仏教では、それは「往生」と表現する。往生も往って生きることを意味している。イエスやお釈迦様のような特別な人格でなくても、名もないただの市井の私たちも、私たちなりの人格がたとえ身体的には朽ちたとしても生き永らえる、と思う。

あの一つポツンと置かれた身寄りのない男性の肉体的「死」も、人格としては――彼の生き様や生きた証しは「生きる」と私は思う。残された人々の心の中で生きるのである。

Ⅱ 「生」から「死」への自然な道のり

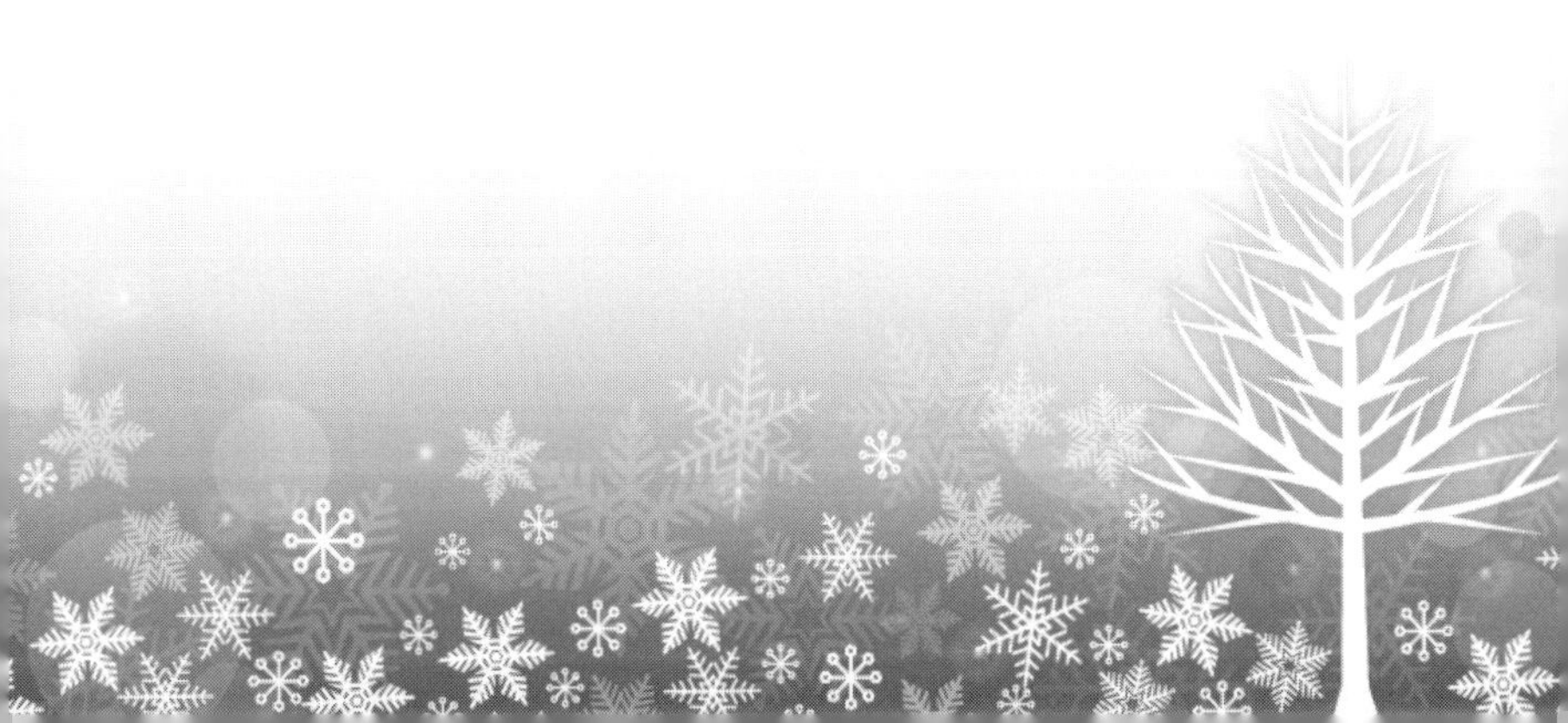

1　人生の終幕へ

長い間、訪問診療をするうちに私はその基本的方針を固めていった。そのキーワードの一つが「自然」である。もう一つの非常に基本的な概念は、訪問医療は「治す」(cure) ことを至上命令としていないことだ。治療してできるだけ延命することを至上命令とはしていない。これは一般的な医療のパラダイムとはまったく異なる。できるだけ自然な経過を尊重するため、過剰な医療、過剰な介護を行わない。私たちのチームでは「『過不足のない医療介護』をもって自然な終末への支援を行う」と定義づけている。これが第二のキーワードであるが、このことは病院で働いている先生方にはよく理解されてないように思える。

自然な経過の中にはいくつかの段階があって、人は一人ひとりの寿命にしたがって徐々に機能を落としていく。成長の基礎代謝から維持、そして徐々に退化へと基礎代謝は落ちていく。それに伴ってもはや成長しない臓器組織は退化の方向に進む。

いつもご家族に申し上げていることに、「人の臓器にも耐用年数というものがある」ということがある。各臓器の耐用年数はそれぞれ別個にやってくるので、人によって機能が落ちてくる順番は異なる。脳が他の身体機能より早く壊れてくる場合は認知症として顕在化する。多くの場合、臓器の機能不全よりは運動機能不全のほうが先にくる。今まで自由に歩けたのに、しだいに歩行ができなくなってくる、腰が痛い、膝が痛い、などである。やがて座位が主体になり、下肢運動機能不全に陥る。そうして座っていることも長時間はできなくなり、体幹機能不全になる。これは主に骨や軟骨がもはや成長せず、退化の道を歩むため骨の磨耗、軟骨の磨耗を補っていく速度が遅延していくことに起因する。

歩けなくなったり運動できなくなったりすると、それはただ単にその運動機能だけにとどまらず他のいろいろな臓器が退化の方向に向き始め、積極的なリハビリや刺激がない限り、退化への悪循環の歯車は止まらない。やがて自力で食べることができなくなり、むせや誤嚥が始まる。そうすると次のステージに移っていく。

　私たちはこの自然な経過の中でステージが上がっていくたびに、ご家族と話し合う機会を設け、今後どういう選択肢があるか、どういう経過をとるかを説明することにしている。

　食べられなくなった時、胃瘻《ろう》は造るのか、中心静脈栄養にするのか、末梢からの点滴だけにするのか、何もしないで経過だけを診ていくのか、選択肢を提示する。そして早い段階で家族の中でコンセンサスを得ていただくようお願いしている。この作業過程は重要で、ご家族の皆さんに徐々に心構えを得ていただくという意味で重要である。こういう説明なしに、突然、最期の時が目前になったのでは皆さん納得できるものではなく、なかなか受け入れがたい臨終になってしまう。最近、行政でもこの話し合いを推奨しており、それを「人生会議」などと砕けた名前をつけて指導推奨している。

　とは言っても、ご家族の中にはさまざまな考え方の人がおり、その「死」への向き合い方は異なる。生と死に対する考え方はそれぞれ異なっているので、それを一点に心を合わせて見送る、というのは至難の業である。

患者本人も、ご家族も「生」への執着が強い場合がある。どんなことがあってもできるだけ生かしてほしい、危ない時は病院に送ってほしい、と希望される方は少なからずいる。そのため、私たちは施設に入所していただく時にこのことを確認するようにしている。「何か急変があった時、病院へ救急搬送を希望されますか？」とか、「ここ（施設内）で最期を迎えますか？」という点について確認をする。でも、多くのご家族の場合、「今は分かりません」というところにチェックを入れてくださる。つまり、「死」を受け入れる、「覚悟する」ということはそれほど大変なことなのである。

在宅訪問診察を始める時に、各自の患者さんには「死」への向き合い方をそれとなく聞くように努めているが、これは非常に重要な課題なのである。自分の終末をどう自分で主導し、決着つけるか。そう簡単には結論は出ないことだと思う。人生のエピローグをどう過ごし、どう終えるか？　そこにその人の人格や人生観が明らかになる。

ここを見事にクリアされて逝った人に対しては、深い畏敬の念を抱く。そのような思いを抱かせてくれた老人男性を私は臨床に転向して間もない時期に受け持った。

私の記憶に残るその男性の死は、傍目からみればごく普通の一人の老人の死だった。何も特別なことは外見上なかったのだ。私もその時は、「あぁ、おじいちゃんもついに逝ったのか」という程度の感慨だった。しかし、時間が経つにつれて、いろいろ考えさせられることがあり、しだいに記憶の中で大きな存在となっていった。その男性、Bさんはいわゆる社会的入院という部類の一人で、身寄りがなく、帰るところがないために長い間「病院の人」になっていた。身体的には、二年前に急性心筋梗塞を起こし、一時危ない時もあったが、その後は再発作もなく、いくら言っても止めないたばこを一日一、二本うまそうに吸うまでに回復していた。着古したお気に入りのちゃんちゃんこを羽織って、日差しの入り込む病棟の一郭にあるロビーのベンチに座り、昔いた樺太の話や、馬そりで冬道を走って物を運んだ話、戦後、クリーニング店で仕事をしていた時の話などをよく聞かせてくれた。

郵便はがき

料金受取人払郵便

新宿局承認

3971

差出有効期間
2022年7月
31日まで
(切手不要)

160-8791

141

東京都新宿区新宿1－10－1

(株)文芸社

愛読者カード係 行

ふりがな お名前		明治 大正 昭和 平成 年生 歳
ふりがな ご住所	□□□-□□□□	性別 男・女
お電話 番号	(書籍ご注文の際に必要です)	ご職業
E-mail		
ご購読雑誌(複数可)		ご購読新聞 新聞

最近読んでおもしろかった本や今後、とりあげてほしいテーマをお教えください。

ご自分の研究成果や経験、お考え等を出版してみたいというお気持ちはありますか。

ある　ない　内容・テーマ(　　　　)

現在完成した作品をお持ちですか。

ある　ない　ジャンル・原稿量(　　　　)

書　名			
お買上 書　店	都道　　　市区 府県　　　郡	書店名 ご購入日	書店 年　月　日

本書をどこでお知りになりましたか?

1.書店店頭　2.知人にすすめられて　3.インターネット(サイト名　　　)

4.DMハガキ　5.広告、記事を見て(新聞、雑誌名　　　)

上の質問に関連して、ご購入の決め手となったのは?

1.タイトル　2.著者　3.内容　4.カバーデザイン　5.帯

その他ご自由にお書きください。

(　　　)

本書についてのご意見、ご感想をお聞かせください。

①内容について

②カバー、タイトル、帯について

弊社Webサイトからもご意見、ご感想をお寄せいただけます。

ご協力ありがとうございました。

※お寄せいただいたご意見、ご感想は新聞広告等で匿名にて使わせていただくことがあります。

※お客様の個人情報は、小社からの連絡のみに使用します。社外に提供することは一切ありません。

　ある時ちょっと風邪をひいたような具合で元気がなく、ロビーのいつものベンチに出てこなくなった。最初は少し熱もあったが、たいしたことはなく、そのうち起きてくるだろうと思っていたら、看護師から「食事を食べない」という報告が入った。少し飲み物をすする程度だということだった。私が回診した時は元気そうに振る舞い、「おかゆ、食べるんだよ」と言うと、うんうんとうなずくばかりだった。それがしばらく続くので、こんどは「Bさん、食べられないのだったら点滴するよ」と言うと、「いらない、いらない」と、かすかなしゃがれ声を出し、手を横に振るばかり。それでも看護師が点滴を無理やりするとしばらくして自分で抜いてしまう始末。私たちは患者を無理にベッドに縛り付けてまで治療をすることはしない方針だったので、できるだけ口から食べさせるようにしてひたすら回復を祈っていた。

　こういうことが続いて、毎日顔を見るたびに手を横に振る。そしてある午後、いつものようにBさんを診にベッドサイドに行き、「何かしてほしいことはないかい」と言うと、いつも手を横に振るおじいちゃんが、「水を飲ませてくれ」と吸い呑みを指さしたのだった。（めずらしく要求があったなぁ、これは好転の兆しか）と、かすかな望みを抱きながら吸い呑みをとって口にあてがうと、やっと一口含んだ。そして手で払いのけるようにして、もういい、というしぐさをした。Ｂさんが亡くなったのはその日の夜だった。

あの飲水はなんだったのだろうか、Ｂさんの死はとても考えさせられるものがあった。彼は自ら死を選んだのだろうか？　それは単なる拒食や治療拒否とは異なっていたはずであり、私も途中から薄々、（彼は人生をあきらめてしまったな）と思っていた。しかし、恐らく私が考える以上に強い意志があって、厳かに、誰にも迷惑をかけず、自らの生に終止符を打とうとしていたに違いない。名もないひとりの、枯れ葉が散るような死ではあったが、言いようもない尊厳の念を彼の死に感じざるを得なかった。

それはたまたま偶然だったかもしれないが、私に一つだけ要求したことが死に水を取ってもらうことだったのも印象的だった。Ｂさんは私を主治医だと認め、その主治医に死に水を取ってもらおうと考えていたのだと後から思った。一人の片田舎のごく普通のお年寄りだったが、とても太刀打ちできないほどの深い意味を教えてくれたように思われた。あのBさんのどこにそんな深い思慮がつまっていたかと思うと、私は大変恥ずかしい思いがした。人間として立派な死に方だったと思わずにおれない。

人生を十分生きて、少なくとも平均寿命以上生きたお年寄りがもはや再起不能に陥ったとき、自分の意思で人生にきれいに幕を引くことができたら、それはほかにみられない人間らしい所作ではないだろうか。他人が入り込む余地のない、一人の人間の厳かな決断であると私は思う。生きる権利と同時に、死ぬ権利も人格のある人間は有していると思う。それを医療の側で「延命」の金科玉条のもと、最後まで濃厚治療を施すのは冒瀆ですらある。私は、自然の摂理のなかで自然の寿命にまかせるのが人間にとってふさわしいことではないかと理解している。

実際、訪問診療をしていて感じてきたことは、「これは『死』に対する『覚悟』の問題ではないか」ということだった。本人も家族も「死」に対する覚悟ができていないまま逝くのは本当に不幸なことなのだ。最後の局面を迎えたとき、「生」に執着する気持ちは十分分かるが永遠に生きるわけではないこと、病院に入れても生き返るわけではないこと、などご家族は理解すべきである。そして何よりも理解すべきは、肉体的「死」を目の前にしている大切な身近な人の「人格」はすでにあなた方の中で永遠に生きている、という事実である。

「死」を嘆き悲しみ嗚咽するその姿は同時に人格の「生」の新たな誕生の時なのだ。あなたの大切な人はもうそこにはいないのだ。「往って」「生きる」ことを始めた瞬間なのだから。

この「生」と「死」、そして新たな「生」への切り替わりの瞬間は本当に神秘的な人間の領域を超えた世界だ。荘厳で恐れ多い、踏み入ることの怖さを感じる領域ではある。

私は長い訪問診療の中で多くの看取りを経験するうちに、この瞬間の厳かさや神秘さ、ある意味美し過ぎる光景をずっと眺めてきた。あのインドのガンジス川畔で荼毘に付す光景はずっと私の心の中に焼きついている。
次節では、このような経過をたどった思い出深い症例を何例か紹介したいと思う。

2 思い出の症例

プロローグ 往診の初め

私が道東のさる町立病院に一か月赴任したのは、卒業後二年経たない二月のことであった。そこは内陸の厳寒の地で、病院の中にいればさほどではないが、外は骨の髄まで刺し込む寒さだった。インフルエンザが猛威を振るい、風邪の患者が引きも切らず病院を訪れた。あたりには大きな病院がそこしかなく、患者はかなり離れた地から車でやってきた。時々往診も入った。往診は看護師と運転手と三人で、当時としては唯一の四輪駆動車ジープで出かけた。ジープも今日のワゴンタイプではなく、自衛隊式の幌のジープだったと思う。ともかく寒かった。が、寒さは辛くはなかった。それよりも、(雪にはまらないでくれ、沢に落ちないでくれ)という思いでいっぱいだったからである。

ほとんど車一台しか通れない道を三十分くらい走っただろうか。急に視界が開けて平坦な地に出た。しばらくしてジープが道端に止まった。(ええっ)と思ってあたりを見渡すと、はるか向こうに一軒の農家が見えた。ここからは歩いていくという。

夏は畑だろうか、牧場だろうか。ともかく何もない雪原に、人一人通れるほどの雪を踏み固めた道が古びた農家につながっていた。雪は限りなく純白で、陽の光に結晶がきらきら光って見えた。得体の知れない小さな足跡が家のほうからポツポツと見えた。遠くに見えた家がしだいに視界の中で大きくなってくると、板張りの古びた農家ではあったが、軒先に端麗に切って積み上げられた薪と、家の周囲の雪が少し汚れているのとで人が住んでいることとの暖かさが伝わってきた。

引戸を入って家の中の温もりにほっとした。薪ストーブの向こうに布団が敷いてあり、そこにおばあちゃんが寝ていた。診察後、おじいちゃんが出してくれた熱いお茶がおいしかった。それはまさしく「北の国から」の世界だった。

それから二十年余りが過ぎて研究生活を終える時が来た。臨床への転向を果たして間もなくの頃、あの雪原への往診が、眠っていた心の中からいつしか蘇ってきた。深い全身麻酔から覚める時のように、あの時の情景がだんだんはっきりと思い出された。あれはどこだったのだろうか。もう一度行ってみたい、とも思った。臨床への道を歩み始めた頃、あれが私のこれから歩むべき道であるに違いない、と思うようになった。

症例　その1

平成十一年七月十四日、Yさんの訪問診療が開始となった。すでに訪問していたご近所のSさんからの紹介だった。八十二歳男性、元高校教師。脳梗塞の後遺症でほぼ寝たきり状態、パーキンソン症候群、胃癌術後、結核術後などの診断名が前医からの紹介状にあった。訪問時、ベッドで臥床しており自力で起き上がることはできなかった。左肺に微かにヒュー音を聴取するも、心肺には異常なかった。介助で起き上がり起立保持可能、摑まり介助歩行は可能だった。

このような状態で在宅訪問診療を開始した。訪問リハビリを週一回、訪問看護を二週間に一回、訪問診療を二週間に一回のペースだ。間もなく調子の良い日は自力で起き上がり、居間へ小刻み歩行することができるようになった。立ち上がり、立位保持訓練、杖歩行一往復、などのリハビリを毎週行った。その間、現役時代に歩いた山の話、小鳥の話などをした。また、今後の病状のなりゆきなどを考えておられたようで、「尊厳死の誓約書を書いたから先生に見てほしい」とも言われた。しだいに行動範囲が広がり、調子が良い日は庭に出て、「外の空気を一年ぶりくらいに味わった」と喜んでいた。九月に本州から息子さん夫妻が来訪され、うれしくてビールで乾杯したとも話された。

平成十一年頃と言えば、まだ在宅死や尊厳死、リビングウイルなどはごく一部でしか語られていなかった。その頃すでにYさんは尊厳死についてかなり深く考えておられたようだった。相談された時、私は「最も重要なのは本人の意志なので、それをどんな形でもいいから自筆で署名して残してほしい」と伝えた。リビングウイルの文書化である。ところが聞いてみると、Yさんはそれに遡ること十年以上前に、すでに公正証書として尊厳死の宣言書を公的に成していた。何故それほど死について向き合うことができたのか。考えてみるとYさんはさまざまな大病を患ってきておられ、病人としての生活を身にしみて知っておられた。さらにそのたびに死に直面してきたのだな、と思い量ることができた。

平成十一、十二、十三年は大きな変化なく、発熱も一度くらい、食欲はある日もない日もあり、食べられない時は高栄養ドリンク剤で補っていた。リハビリの効果も本人の意欲もあり、調子の良い時は摑まりながら歩いたりできていた。車椅子で外を三十分くらい散歩することもあった。八十四歳を越えた平成十三年暮れくらいから食欲が低下し、トロミ食やゼリー食も選択肢に上がってきたが、奥様はまだ早いと、延期になったりした。調子の良い日は食欲もあり、会話も多く過ごせた。四月になって入浴後三十八度超の発熱あり、抗生剤点滴と解熱剤で対応し、三日目には解熱した。

五月以降、暖かくなってくると体調も良好な日が多く、庭に出て外気浴をすることもあった。「もう一度藻岩山に登って自分が命名し登録された固有種、藻岩ランを見に行きたい」とも話された。十一月の初め頃までは、徐々に低下は見られたが概ね平穏に経過された。Yさんは八十五歳になられた。

十一月初め、家族のやむをえない事情のために老人保健施設のショートステイを利用することになった。環境が変わったせいか容態は急変した。中旬には誤嚥性肺炎で呼吸器系病院に入院した。まだ回復途上で再発も懸念されていたが、本人の希望もあり下旬には退院してきた。なんとか経口摂取していたようだった。その後も在宅で調子の良い日は自力で食べていた。痰がらみが多く、吸引を頻繁に行う必要性が生じていた。

何とか年を越え、平成十五年一月。痰がらみが多く酸素飽和度の低下が頻繁に起こり、吸引、酸素吸入を要するようになった。在宅酸素が導入され、多少呼吸は楽になったようだが、痰がらみは同じだった。奥様とご本人に相談し、ひとまず入院することになった。お二人は入院の話に涙ぐまれていたが、覚悟もされていたようだった。

平成十五年一月十日、前回と同じ呼吸器系の病院に入院した。病院では嚥下機能の低下から誤嚥性肺炎の再発防止のため経口摂取は中止し、中心静脈栄養となっていた。本人、奥様へも相談があった上での施術と思われ、本人も受け入れざるをえなかったと推察した。翌、二月十九日に退院してきた。在宅で中心静脈栄養（ＩＶＨ）を継続することとなった。本院では初めての在宅でのＩＶＨだった。以降、看護師と私が分担して毎日栄養補液剤の交換と吸引、容態確認のために訪問した。当初、注入ポンプを設置していたが、警報音が頻繁に鳴り、奥様が安眠できないとのことで自然落下とした。

二月十九日に退院してきてから逝去する四月十七日まで八週間、容態は徐々に悪化していった。四週間くらいは比較的平穏で酸素吸気なしで済ませていた日もあった。

退院後心不全の兆候が出現し、浮腫が顕在化してきた。利尿剤で浮腫軽減も試みた。酸素飽和度は三月に入ってから九〇パーセントを切る日があり、酸素吸入三リットルから五リットルで九〇～九二パーセントを保てた。

四月一日には発熱もあり、容態は悪化した。痰排出量はさらに多くなり、吸引が間に合わないくらいだった。奥様も夜間の吸引に疲れ、体調を崩されていた。本人も辛いようで吸引後「苦しい、死にたい」と吐露されたりもした。このような闘病生活を自宅で過ごされ、退院から八週後、静かに息を引き取られた。三年七か月の経過だった。

その後、奥様は息子さんがいる東京近郊の施設に転居されていった。しばらく年賀状のやり取りをしていたが、十年後、息子さんが先に、そしてその後奥様も他界されたと風の便りに聞いた。今はご家族そろって団欒されておられることと思う。

本症例は、生前早い時期に公正証書で死に直面した時の態度表明を明確にされていたこと、それにもかかわらず、現実、経過中の急性病変についてはある程度の医療処置を受け入れてくださったこと、在宅で中心静脈栄養を実施したこと、の三点で当院には初めての経験であった。

症例 その2

平成十六年の夏、当院付属の居宅介護支援事業所に一件の往診依頼が入った。九十四歳女性、春過ぎまでは近医に通院していたが通院が困難になってきたためだった。たまたま通院していた近医は私の同級生だった。居住地が、当院からあまり今まで行ったことのない地域で、土地勘や地理には疎かったが、断る理由もなかった。

市内ではやや西区よりではあるが、ほぼ街の中心部にその住まいはあった。周りには大きなビルが立ち並ぶ中、古い木造二階建て家屋で多少の違和感はあったが、逆にそれは古くからそこに住居を構えていたことの証しであり、この辺りの古い地主であったのかもしれない。近くの北海道神宮が札幌神社として造営されたのが明治四年、明治の初めの頃はこの辺りも雪野原だったと船山馨の小説『石狩平野』で読んだことがあった。早くから開墾開発されてきた地域だ。明治四十三年生まれの患者様はそのような札幌のあけぼの時代に生きた方だと推測した。

　患者様はベッドに臥床、開眼、意識は清明だった。起座、座位保持、立位保持は困難のようで介助を必要としていた。主介護者は次男さんだった。次男さんはこの時六十八歳、東北地方にお住まいのようだったが、介護のためにしばらく札幌に滞在していた。そのほかに東京在住の三男さんも時に待機されていて、手が必要な時は手伝っておられた。もう一人男の兄弟の方がおられた。さらに、日曜日や祭日には一番下の妹さんが替わっていた。妹さんはこの当時、まだ勤務されておられ、平日は介護に参加できなかったため、日曜のみ介護を担当してお兄さん達を休ませてあげていた。

　聞くところによれば、次男さんは衛生管理関係の仕事をされていたそうで、少なからず医療面に素養があった。お母様がポータブルトイレで排泄をする際も、週一回の家のお風呂に入浴する際も、二人の男兄弟が力を合わせて当たっておられた。私の二十余年に亘る訪問診療の歴史の中で、ご兄弟がこのような見事な連携をとって介護されていた例はほかになかった。そういう意味でも記憶に残る、麗しい理想的な在宅介護の一例だった。

また、在宅医療・介護が成り立つためには介護する家族が少なくとも二名以上いないと困難だということを思い知らされた症例でもあった。連れ合いの方だけでは老老介護で共倒れしてしまうし、娘さん一人だけでもその負担は大き過ぎて潰れてしまう。いくら外からプロの介護サービスを導入しても、主介護者一人のほかにサポートする介護者がもう一人ほしいのが実情と思われた。古くからの二世代、三世代が同居する大家族が残っている本州では可能かもしれないが、核家族や住宅事情が貧困な北海道では病者を自宅で介護する場所も人的余裕もないのが現実だった。

最初の訪問から一か月くらいは、ほぼ寝たきり状態。座位は可能、声かけに微かに頷く程度、発語はまれにみられる、食事は介助で数口可能だったが嚥下障害あり、当初から仙骨部に褥瘡《じょくそう》があった、という状況だった。したがって訪問診療のほかに訪問看護が必要だった。私の診療所からは距離があったし、まだ訪問看護師がいなかったので近隣の訪問看護ステーションにお願いし、日常の病態管理と褥瘡処置してもらうこととした。今では当たり前のことになっているが、当時はまだ他事業所のステーションと共同作業を行うことは稀だった。最近ではこれを〝連携〟という言葉で表現しているが、この症例はそれを実施できた初期の例だった。水分摂取量が不足気味だったので、早い時期から補液も開始した。こうして家族による介護とこの分野の医療とが協力してチームとなり、自然な看取りへのお手伝いをすることとなった。

医療・介護の方針については次男さんがしっかり方向を定めておられ、「病状の悪化や急変があっても病院へは入れない」と決めておられた。自宅で最期を看取る、という強い方針を次男さんは持っておられた。また、ご兄弟もそれに賛同し、従っておられた。週三回の二〇〇ミリリットルの補液、食事介助による経口摂取、高栄養剤などによる栄養補給を行い、八か月くらい経過した。

しだいにむせるようになり経口摂取が困難になったため、食事摂取は少量とし、その代わり補液を五〇〇ミリリットル毎日点滴した。私も点滴チームの一人として加わり、ステーションの看護師、当院の看護師と一週間を分担して行った。

こんな状態で約一年が経過した。しだいに食事もまったく摂れなくなり、発語もなくなり、排泄もベッド上になり、入浴もできなくなってきた。最後の六か月は五〇〇ミリリットルの点滴のみで過ごした。そして閉眼の日が多くなり、眠ったような状態で経過していた。

十月某日の昼過ぎ、訪問看護師より点滴が入らないとの連絡が入ったが、ご家族の意向により皮下点滴などせずにそのまま様子をみることになった。徐々に血圧が下がり、酸素飽和度も低下し、夕方には肩呼吸となった。十七時十五分、静かにお子様たちに囲まれて旅立たれた。全経過二年三か月であった。九十七歳だった。大きな基礎疾患はなく、老衰と言えるような自然に近い状態だった。

症例　その3

訪問診療を始めて間もない頃、平成十年頃だったと思う。初春のある日、某公立病院の地域医療連携室から電話があって、「一人の末期癌の男性患者が退院するので在宅で看取ってほしい」という依頼があった。

六十三歳、男性。病名は肝細胞癌の末期であった。本人も唯一の家族である奥様ももうそれ以上の治療は望まないと意志表示され、家に帰ることを強く希望されたのだという。

家は診療所のすぐ近くで、歩いても五分以内、二町くらいの距離だった。昭和三十年代くらいの外階段、外廊下の木造二階建て、古アパートの一階奥の一室で、六畳と四・五畳に簡単なキッチンのある間取りだった。生活保護世帯が住めるギリギリの住まいだった。玄関ドアを開けると、そのすべてが見渡せるほどのガランとした何もないさっぱりした空間だ。四・五畳の部屋には小さい鏡台が布を掛けられてきちっと置かれていた。台所にはわずかな食器が水きりカゴに収められていた。患者さんであるご主人は、奥の六畳間の真ん中に布団を敷いて臥床しておられた。余分な物は何一つない、きれいさっぱりした室内だった。

患者さんの横に座り、徐に診察を始めた。「どこか苦しいところはありますか？」の問いに、「いえ」と短い返答があって眼を閉じた。訴えの少ない人だった。痛みはないようだった。皮膚はやや黄色味を帯びていた。腹部は平坦かやや膨隆気味で、腹水が疑われた。食事も摂れるとのことだった。排泄も自力でトイレに行かれているとのことだった。

二週間に一回の訪問を告げ、「何かあったら電話をください」と奥様にも告げた。それから訪問するたびに元気度は落ちているようだった。開眼して挨拶はできていたのに、しだいに閉眼のまま、上を向いたままの状態になっていった。「どこか痛いところはありませんか？」の問いに軽く首を横に振る程度だった。とくに何かを訴えるでもなく、静かに粛々と時が過ぎるのを待ち、病状に耐えておられるようだった。三か月目に入った頃、同じように上を向いて臥床している彼に、「どうですか？　辛いところはないですか？」と訊ねると、無言のままだった。そして診察を終わろうとした時、彼の右目尻から一粒の涙がこぼれ落ちるのを見た。その一粒の涙はわずかな日の光にキラッと輝いた。

次の日の午前、奥様が歩いてこられた。

「主人は今朝、静かに息を引き取りました」

返答する言葉も見つからず、茫然としていると、

「ありがとうございました、主人も感謝していると思います」

と、奥様は言葉を続けた。その落ち着いた、冷静なもの言いに、私は、

「あぁ、そうでしたか、それはご愁傷様でした」

と言うのが精一杯だった。

このお二人の生き様を見て、当初から普通一般の庶民の様子とは違う何かを感じていた。お二人とも恐らく病院で「癌」を告知され、余命幾許もないことを知らされていたものと思われた。「死」に対する覚悟はとうにできていたのだと思う。それでもいたずらに悲しまず、粛々とその時を待ち、救急車など呼ぶこともなく、静かに全うされた。今でこそ清貧に甘んじた底辺の生活を営まざるをえない環境になったとはい

え、人間の尊厳や品格を決して失わず、お二人で乗り越えられたその姿に私は感動せずにはおれなかった。落ちぶれたとはいえ、由緒ある古武士の夫婦のような生き様だった。藤沢周平か山本周五郎の小説に出てくるような夫婦であった。

黙って沈黙のうちに一粒の涙だけを流されたご主人の思いを胸に留めた。彼は逝ったが、少なくとも私の中では永遠に生きてくださることと思う。翌年、奥様がひょっと外来にいらっしゃった。「主人の一回忌も無事済ませました」とのご挨拶にわざわざいらっしゃってくださったのである。あのつましい生活をされていたご夫婦なのに、そういう礼儀も省略されず、きちっと守られるその姿勢にまた感動した。

症例　その4

平成十年の暮れのある日、某病院の医療相談員から電話があって一人の男性患者が退院するので在宅で診てほしい、という依頼だった。

あまり身寄りのない孤独な一人の老人だった。当時七十九歳、生活保護受給者だった。軽い脳梗塞で脳神経外科に十日間入院し、その後転院しリハビリ後、退院となった。右側上下肢に運動障害がみられる不全麻痺だった。退院するにも住む所がなく、本人は一人でやっていけるか、それを一番心配していた。

保護課のケースワーカーが探してくれた古いアパートの一室に入った。昭和の時代の木造二階建て、通路（外廊下）に面して部屋が並ぶ、いわゆる（不動産屋さんが言う）下駄履きアパートだった。その一番奥の角部屋にともかく帰ってきた。一人で不安だと言うので、まずデイケアに週二回来てもらい、訪問看護を週一回導入した。さらにヘルパーさんに週二回入ってもらい、生活をサポートしてもらうことにした。介護保険制度が始まる二年前のことであった。

当初、膝関節痛があり歩行が不自由であったが、デイケアや訪問看護で歩行訓練を重ねるにつれて、しだいに杖をついて少し歩けるようになった。部屋の中は細々と動き、まめに簡単な料理は自分で作って食べていた。平成十一年三月からは訪問診療を開始した。アパート自体は古い木造の賃貸アパートだったが、角部屋だったためたまたま裏のお宅の庭が見え、春にはレンギョウや梅の花を楽しめた。

こうして一人暮らしに不安が薄らぎ、平成十一年、十二年が過ぎていった。平成十一年の初冬頃から血圧がやや上昇し始め、看護師の報告では部屋の温度が低いとのことだった。室温が低いと血圧が上がっていることが多いと。夜間はストーブをつけないで過ごしているようだった。こうした寒い環境の中で平成十二年の正月を迎えた。降圧剤を追加し、部屋の仕切りや暖房機を調整して夜間の寒さをしのぎ、平成十二年の冬も過ぎた。

平成十三年の春になって部屋を片付け、寒さよけに壁に立てかけて置いたボードや畳を除けてみると、なんと壁の板は何枚か失われていて大きな穴となっていた。ここから冬中寒気が入り込んでいたに違いない。そう思ったら、もうこの住居では次の冬は越えられまいと直感した。

五月の連休の間、部屋探しを始めた。いろいろ探していると、なんと当マンションの最上階の一角に比較的狭い部屋が空いていることがわかった。これはまさに独身者にはうってつけの１ＬＤＫだった。家賃も他の部屋より安い。しかも診療所にも近い。その部屋をすぐキープし、そこに住んでもらうことにした。後から思えばこの部屋を授かったことが彼にとって最も幸運なことであった。部屋の物件探しなどほとんどが不調に終わるのが一般的なことだが、ごく短期間で最上の部屋が見つかった。この時は私もこの成り行きを秘かに感謝した。

こうして五月末には引越しを皆で行い、当マンションの住人となった。彼がどれほどこの新住居を喜び感謝してくれていたか、彼は生涯を通じて体現してくれた。平成十三年の冬が快適に過ごせたのは言うまでもないことだった。「先生は地獄から天国へ救ってくれた」と生前よく口にしていた。

平成十二年四月からは介護保険制度が始まっており、業務形態は一変し介護支援専門員もつき、少しずつ仕事が分担化されていた。彼は徐々に心身ともに高齢化した。八十代後半から認知症状が出現し、夜九時頃、階段の一番下の段に座っていたことがあった。たまたま通りかかった私が、「こんな時間にどうしたの？」と聞いてみると、

「デイサービスの迎えが来るのを待っている」と言う。今は夜だからと言って部屋に戻ってもらった。そんなこともあった。

その後しだいに元々病んでいた膝が悪化し、歩行が難しくなってきた。室外を移動する時は車椅子を使うことが多くなった。彼は元々こまめな人で、自分でさっと副菜を一品作っては訪問時に出してくれたりしていた。が、室内での歩行もままならなくなり、奥の六畳間に座り込んだままそれもできなくなってきた。やがて九十代になると奥の畳の間に座っていることもままならず、リビングのベッドに臥床することが多くなった。

そしてしだいに経口摂取が困難になり、最低限の補液にて維持していた。それも長くは続かず、皆に看取られて九十二歳の生涯を閉じた。全経過十三年であった。その間大きな病気なく、入院もなく自然な経過で過ごした。

彼は私より二周り年上の未年で、穏やかな優しい性格だった。戦中、戦後の苦しい時代の話も何回か聞いた。多くの友達は戦死したにもかかわらず自分だけ生き残ったこと、その後の時代を一人で生き抜いてきたこと、など。生まれて間もなく父を戦病死で亡くし、父親というものを知らないで育った私にとって訪問するたびに我が子のように温かく接してくれた彼は、まさしく私のかけがえのない父親的存在だった。父親とはこんなものかなあ、と思ったりもした。

今でも私の診察室には、彼が書いてくれた書が額に入って置かれている。「先生、いつまでもお元気で」と。彼の人となりは、私のみならず関わった皆の心の中に今でも生きていると思う。

エピローグ　「死」を超えて

長い間、「生」から「死」への瞬間にこだわってきた。少し前まで動いていたものが動かなくなる瞬間、生物から物体への移行の瞬間。どうしてそうなるのか、さっきまで動いていたのに、この瞬間の変化の大きさは驚くばかりである。だが、生きとし生けるものすべて「死」を迎える。物体と成る。人間だけが「死」を超えて「生きる」ことができる。これはすばらしいことではないか。

人間だけが個体として「死」を迎えても、それで終わりではない。それは人間が心身ともに生きている時、肉体を超えて精神的な世界、その人の生きた心の世界、これを私は本稿の中では「人格」と総称したが、それが生き残るし、生き続ける。

人によって成し遂げたその精神的世界の大きさや深さに程度の差はあるかもしれないが、私が本稿で取り上げたような名もない〝一市井の人〟であっても、その人が作り上げた世界は死なない。ただ広く知られないだけだ。

人が何を成し遂げたか、何を作り上げたか、その業績や作品や功績に関わりなく、その人がどう生きたか、どう考えていたか、その生き様は差別なく生き残るし、尊く生き続けると私は信ずる。本稿の目的は、そのことを考え、明らかにしたいためだった。実際、私の心の中には消えがたい人々が脈々と生きている。

私は生後十か月の時に父を亡くしたため、父は私の中で生きていない。最初からないものだった。ただ、DNAとしては生きている。古いアルバムにあった父の写真や遺された小さいポケット手帳にびっしり書き込まれた診療研修時のメモ書きなどを通して、性格や生き様をそれとなく測り知ることはできた。

長い間、父の存在感は私の中で大きくはなかった。しかし、何故に戦争の終わりの頃、昭和十八年に私は生まれたのか、その謎は解けなかった。父は腸結核を患っていたとのことだった。長い闘病の最中、医師だった父は、自分が助かることはないだろうと分かっていたのだと後年思うようになった。私は自分が何故に生まれたのか、何のために生まれたのか、ひょっとしたら生まれなくても良かったのではないかと随分悩んだ。だからこの人生は弱い人たちのために使おうと思ったりもしていた。

私が六十歳を過ぎた頃から、「私は何を遺せるか」というようなことを考えるようになった。その時、ふと父のことが浮かび、死を予感する病の中で父も同じことを考えたに違いないと思った。その時、稲妻のような鮮烈な光が射し、私の出自も鮮明になった。父は自分を遺したかったのだとその時初めて思った。自分は死への道を歩んでいるけれど、自分の分身は遺せるかもしれないと思ったに違いない。父は私の誕生を見届け、その後十か月でこの世を去った。どんなに無念な思いであったことか。しかし私の誕生を見て安堵したのかもしれない。私は父の分をも生きなければいけないと思うようになった。そして父は私の中で生きる大きな存在となった。

母は、私と兄二人、つまり三人の男の子を独りで育て上げ、最後に私を医者にした。どう考えても立派な母だった。その母と一緒に生活したのは高校一年までで、その年に母は再婚した。それまでの間だけでも、またそれ以降、節々での母とのやりとりの記憶からしても、母は十二分に私の中で生きている。

母が認知症になり、しだいに衰え、最後に東京の兄の近くの施設で息を引きとった時、ちょうど介護保険制度が始まって間もない頃で私は多忙を極め、資金的にも余裕がなかったため葬儀に出席することを諦めた。それは私が常々思っていたように、死んでからの遺体は個体であって、亡くなってから行ってもしょうがないという思いもあったからだ。母は十分私の中で生きているし、私が母を忘れることはあり得ないし、葬儀に行かずとも母は十分それを理解してくれる人だったと信じている。私の家族全員には参列してもらい、私は独り残り、母を弔った。

つまり、私は両親とも死に目には会えていないのだ。多くの人の臨終には立ち会ったが、肉親のそれはかなわなかった。が、それだからこそ私の父、母は私の中で生き続けるのだと思う。

今、私は七十六歳になった。自分が肉体として消え去りゆく日を想定できる範囲内になってきた。もはや、秒読みとまでは言わなくても月単位、長くて年単位の人生の最終章になった。自分の人生の終末をしっかり自分で主導し、終わり方にも私なりの人間らしい生き様があってほしいと思う。人間らしく自然に、じたばたせず逝き、そして生きることができれば望外の喜びに違いない。

おわりに

一人ひとりのかけがえのない人生の終章に係わる機会を与えられ「生きる」こと「死ぬ」ことに多くの示唆を与えられた。そのとてつもない神秘性に私は打ちのめされてきた。その思いをいかばかりか伝えることができたら、ただ素直にうれしい。それを共有できれば、こんなにうれしいことはない。

この作業には、多くの助言や支援をいただいた。文芸社の阿部俊孝さま、お手伝いいただいた今泉ちえさま、助言をいただいた「名寄《なよろ》声の図書会」工藤久美子さまに深く感謝したい。

著者プロフィール

名取 孝（なとり たかし）

1943年生まれ、山梨県出身。
1972年、北海道大学大学院を単位取得退学。
1972年～1988年、北海道大学助手。
1989年～1996年、医療法人社団喬成会花川病院に勤務。
1996年、医療法人社団北昂会ファミール内科開設、現在に至る。
北海道在住。

著書に、『あなたの病と医療の病　病と正しく対峙するために』（1996年、近代文芸社）がある。

生と死を見つめて —序章— 在宅訪問医二十五年の思い

2021年１月15日　初版第１刷発行

著　者　名取 孝
発行者　瓜谷 綱延
発行所　株式会社文芸社
〒160-0022　東京都新宿区新宿1－10－1
電話　03-5369-3060（代表）
03-5369-2299（販売）

印刷所　株式会社フクイン

ISBN978-4-286-22241-7